UNE ANNÉE AU DISPENSAIRE ALIX LOVE

COMPTE RENDU GÉNÉRAL

PARIS
G. STEINHEIL, ÉDITEUR
2, RUE CASIMIR-DELAVIGNE, 2

1887

UNE ANNÉE

AU

DISPENSAIRE ALIX LOVE

UNE ANNÉE

AU

DISPENSAIRE

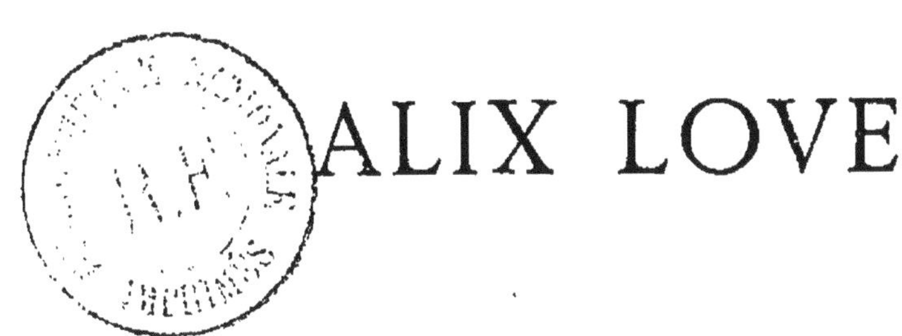

ALIX LOVE

COMPTE RENDU GÉNÉRAL

PARIS
G. STEINHEIL, ÉDITEUR
2, RUE CASIMIR-DELAVIGNE, 2

1887

L'ŒUVRE

DES DISPENSAIRES

D'ENFANTS

BUT — ORGANISATION

En 1875, alors que j'étais externe à l'hôpital des Enfants-Malades, je suivais assidûment, comme presque tous les élèves de cet hôpital, les consultations et les cliniques si pratiquement utiles du docteur Jules Simon. Dans ses leçons, il ne se passait guère de semaine, sans que le nom du docteur Gibert, du Havre, ne fût prononcé, pour nous vanter son œuvre, et les résultats qu'il en obtenait dans la population pauvre de cette ville. Dès cette époque, alors qu'il n'existait rien de semblable à Paris, l'idée que je suivrais cet exemple, s'implanta dans mon esprit. Une année passée comme interne à l'hôpital de Berck-sur-Mer, au milieu des scrofuleux que la ville de Paris y envoie en si grand nombre, ne fit qu'augmenter mes dispositions, et m'engagea plus profondément dans l'étude de la médecine infantile. Pendant ce temps l'idée du médecin du Havre faisait son chemin et l'œuvre des dispensaires d'enfants, prônée par les journaux de médecine, trouvait des adeptes à Paris. Le dispensaire du Ier arrondissement était fondé par le maire et le docteur Dubrisay ; celui de la rue de Crimée par la Société philantropique et dirigé par le docteur Comby. Enfin Mme Furtado-Heine, avec la large générosité qui caractérise tout ce qu'elle fait, fondait le splendide établissement de la rue d'Alésia. La vue de cette œuvre modèle où rien n'a été épargné, loin de me décourager, m'excita au contraire à persévérer dans la voie que je m'étais tracée depuis dix ans. D'ailleurs, rien de ce qui existait ne répondait exactement à mes idées sur la matière ; quoique arrivant quatrième à Paris je pouvais encore faire « nouveau » ; bref le 25 janvier 1886 j'ouvris le Dispensaire de la rue Ordener. Le résultat obtenu pendant l'année qui vient de s'écouler prouve surabondamment que les principes sur lesquels repose l'organisation du dispensaire sont justes ; je vais donc les exposer entièrement, espérant qu'ils seront de nature à encourager les personnes désireuses de faire œuvre utile.

Le dispensaire du docteur Gibert, du Havre, et celui de Mme Furtado-Heine, constituent les deux extrêmes de l'œuvre ; si l'on veut me permettre une comparaison familière, l'un est la chaumière, l'autre le palais. Dans le premier tout est simplifié, personnel et installation ; dans le second tout est grand, tout est large. L'un a coûté peu de chose, l'autre a coûté huit cent mille francs. Et cependant on ne parlera jamais de dispensaires d'enfants sans que le nom du docteur Gibert ne soit prononcé ; ces deux noms, dispensaire et Gibert du Havre resteront toujours accolés l'un à l'autre.

Pourquoi? Parce qu'en cette matière, comme en beaucoup d'autres, il n'y a qu'un facteur important : les résultats obtenus, et qu'en fait de dispensaires le résultat obtenu n'est nullement en raison directe de l'argent dépensé. Qu'est-ce donc qu'un dispensaire?

Le dispensaire est un établissement où les malades viennent prendre une consultation et s'en vont, ce qui le différencie de l'hôpital où les malades séjournent. Le principe sur lequel doit reposer l'organisation d'un dispensaire est tout entier dans cette définition ; c'est un passage. Eh bien, il peut tenir cent mille hommes dans le passage de l'Opéra, à la condition qu'ils remplissent la condition essentielle du passage, c'est-à-dire qu'ils passent. La grandeur et l'importance de l'immeuble ne font donc rien à l'affaire; c'est une question de temps et voilà tout. Dès lors pourquoi consacrer huit cent mille francs à une œuvre quand on peut obtenir les mêmes résultats avec huit fois moins d'argent? En fait de charité, toute somme d'argent dépensée doit être représentée dans le résultat obtenu ; aussi regretterai-je toujours que Mme Furtado-Heine n'ait pas dispersé dans les quartiers pauvres de Paris cinq ou six dispensaires coûtant cent mille francs chacun. La dépense eût été la même, et les résultats eussent été les mêmes dans chacun des établissements ; l'effort humanitaire et charitable de Mme Furtado eût donc été cinq ou six fois plus considérable. Je ne donnerai pour preuve de la façon dont l'organisation du dispensaire de la rue d'Alésia a été comprise, qu'un seul exemple, mais qui est caractéristique : la buanderie de cet établissement, où les enfants ne font que passer, est aussi importante que celle de l'hôpital de Berck qui entretient, couche, habille et blanchit toute l'année huit cents enfants. Tout est à l'avenant, matériel, personnel, nombre des médecins, etc. Je m'arrête, car je ne voudrais pas qu'on pût croire à un dénigrement systématique de ma part. Telle qu'elle est, l'œuvre de Mme Furtado n'en constitue pas moins un monument digne de l'admiration de tous, et elle restera un des plus beaux titres de cette femme de bien à la reconnaissance et à la vénération des malheureux. J'ai voulu simplement montrer que la dépense était hors de proportion avec le but à atteindre. Il y a à Paris nombre de gens très riches qui s'intéressent aux enfants et voudraient créer des œuvres qui leur fussent utiles, mais qui reculeraient certainement devant une pareille mise de fonds. C'est à eux que je m'adresse en décrivant mon dispensaire. Ils verront qu'avec une somme relativement faible, on peut faire une œuvre considérable au point de vue des résultats; et si les explications que je vais fournir peuvent me donner des imitateurs je m'applaudirai doublement de mon œuvre. En fait de charité, il n'y a pas de concurrents, il n'y a que des collaborateurs.

Le Dispensaire Alix Love est situé rue Ordener, 48, au coin de la rue Clignancourt et du boulevard Ornano, dans le XVIIIe arrondissement. Sa situation topographique en fait le centre d'un cercle qui comprend Montmartre,

Clichy, Saint-Ouen, La Villette, La Chapelle, c'est-à dire un des secteurs les plus populeux de Paris; aussi les enfants y viennent-ils en nombre considérable.

L'immeuble loué pour dix ans, avec promesse de vente à des prix fixés dès maintenant, se compose de trois étages, premier, rez-de-chaussée et sous-sol. Au premier se trouvent les salles d'attente pour les enfants atteints de maladies contagieuses, coqueluche, ophtalmie purulente, etc. La consultation leur est donnée dans ces salles mêmes.

Le rez-de-chaussée, élevé de dix marches au-dessus du sol, comprend une grande salle d'attente, le cabinet du médecin, et le cabinet de l'oculiste.

Dans le cabinet du médecin, se trouvent la machine électrique et le lit de massage. L'application de l'électricité et du massage se fait donc constamment sous ses yeux et il peut, pendant la séance, y apporter telle modification qu'il juge convenable.

Enfin le cabinet de l'oculiste renferme tout ce qui est nécessaire à la pratique de l'ophtalmologie, tableaux, pulvérisations, chambre noire, etc.

Le sous-sol qui, par suite de l'élévation du rez-de-chaussée, est très élevé et très clair, comprend la gymnastique et toute la partie hydrothérapique. La gymnastique est, cela va sans dire, uniquement médicale et orthopédique, appareils de traction de tout genre, échelle dorsale, haltères, etc.

Enfin, la partie hydrothérapique se compose de la salle de la chaudière, de la salle des bains, la salle de la piscine, et la salle des douches, le tout alimenté par un réservoir placé au second étage de la maison, et contenant 3.000 litres d'eau de source (Dhuys).

La salle de bains comporte quatre baignoires. Les bains se donnent donc par quatre, de neuf heures à midi : durée vingt minutes.

La piscine réservée au bain salé contient trois mille litres d'eau et peut tenir de vingt-cinq à trente enfants à la fois. La salle, chauffée par un poêle à feu visible placé au centre et autour duquel les enfants peuvent se sécher, est garnie de stalles dans lesquels ils accrochent leurs vêtements. Le bain salé se compose avec quinze litres d'eaux-mères du Croisic et dix kilogrammes de sel marin.

Enfin la salle de douches renferme les divers appareils hydrothérapiques en usage. Elle est également chauffée par un poêle.

Les bains sont distribués de la façon suivante :

Lundi et vendredi		Bain des filles.
Mardi et samedi		Bain des garçons.
Jeudi et dimanche	Piscine.	à 9 h.....Filles.. à 10 h...Garçons
Hydrothérapie tous les jours.		

L'eau de la piscine est renouvelée chaque fois.

Le personnel attaché au Dispensaire est très restreint, grâce à l'organisation du service : un homme et une femme suffisent. Les enfants en arrivant reçoivent un numéro qui leur est distribué par l'homme, les jours où la femme donne les bains des filles, et par la la femme quand l'homme donne les bains des garçons. Si l'on y ajoute le professeur de gymnastique-masseur, et l'élève en pharmacie, chargé de préparer les potions, on voit que quatre personnes composent le personnel de l'établissement et suffisent parfaitement à la besogne.

Les consultations commencent à 9 heures du matin, et durent plus ou moins suivant les jours, le lundi et le jeudi étant, comme dans tous les établissements similaires, les plus chargés.

La consultation de médecine a lieu tous les jours.

La consultation ophtalmologique, deux fois par semaine, lundi et vendredi.

La consultation du dentiste, une fois par semaine, le jeudi.

Enfin une fois par semaine, le samedi, ont lieu les vaccinations.

Il n'y a pas de consultation spéciale de chirurgie ; tout médecin qui s'adonne à la médecine infantile doit avoir assez pratiqué la pathologie externe, pour pouvoir soigner les affections osseuses ou articulaires de l'enfance, par exemple, qui nécessitent des ouvertures d'abcès, ponctions, pointes de feu, appareils inamovibles, etc. Dès que la thérapeutique doit dépasser ce niveau de moyenne chirurgie, ce n'est plus du domaine du dispensaire, cela appartient à l'hôpital, et il ne faut pas hésiter à cet égard. C'est donc bien de propos délibéré que je n'ai pas voulu de chirurgien à côté de moi; car ce dernier eût eu la tentation bien facile à comprendre de faire de véritables opérations, et je le répète ce n'est pas là le rôle du dispensaire.

RELEVÉS STATISTIQUES

Du 25 janvier 1886 au 25 janvier 1887, les nombres des actions médicales données au Dispensaire, ont été les suivantes :

Consultations de médecine	18047.	(Dr JAMES LOVE)
— ophtalmologie	2759.	(Dr D. PARENTEAU.)
— dentiste	743.	(M. G. BILBAUT.)
— vaccinations	435.	(Dr JAMES LOVE.)
Ce qui donne pour la première année un total de........................	21984	

Les bains donnent les chiffres suivants :

Bains médicamentaux en baignoires	Filles	838
	Garçons	722
Bains de piscine salée.	Filles	1472
	Garçons	1411
Ce qui donne un total de		4443

Enfin j'ai fait dans cette première année :

Appareils silicatés	Coxalgie	38
	Maux de Pott	52
	Tumeurs blanches, genou, coude, pied.	49
	Fractures	10
	Total	149

Les vaccinations sont faites au vaccin de génisse. Grâce à l'obligeance de M. Chambon, j'ai tous les samedis des tubes de vaccin frais. De cette façon le vaccin de génisse prend aussi bien que le vaccin jennerien. Ce qui a donné lieu à cette opinion que le vaccin de génisse prend moins bien que l'autre, c'est qu'on le garde trop longtemps en tube, et qu'on vaccine trop d'enfants avec un seul tube. En vaccinant, comme je le fais, deux enfants avec un tube frais, on arrive à d'aussi bons résultats qu'avec le vaccin d'enfants, et l'on s'épargne tous les risques de responsabilité.

Il a été délivré, en outre des enfants vaccinés à l'établissement, deux cents certificats de vaccin pour l'entrée aux écoles.

Je ne saurais terminer cet aperçu sans adresser publiquement mes remerciements les plus sincères à mes collaborateurs : en première ligne à mon excellent confrère et ami le docteur Parenteau qui, par son dévouement, a fait mon œuvre sienne ; ensuite à mon ami Léon Kirn, de la pharmacie homœopathique du boulevard Haussmann, qui assure le service de la pharmacie du dispensaire avec un désintéressement dont je lui sais le plus grand gré ; à M. Gaëtan Bilbaut, dentiste, qui m'a offert spontanément ses services dont je lui suis très reconnaissant ; enfin à MM. Daguin, professeur de gymnastique, Raimbaud et Soulié, qui, chacun dans sa sphère, apportent au Dispensaire un tribut d'efforts et d'activité des plus importants.

Je ne saurais oublier dans l'expression de ma reconnaissance M. Lauras, pharmacien de la rue Ordener, qui s'occupe de toutes les préparations que nécessite la clinique ophtalmologique, pas plus que M. Adam, du Croisic, à l'extrême obligeance duquel je dois de recevoir le sel marin et les eaux-mères dans des conditions inespérées.

Je garde pour la fin mon excellent confrère Charropin, dont la bonne volonté ne me fait jamais défaut lorsque je suis obligé de m'absenter.

COMPTE RENDU GÉNÉRAL

DES MALADIES TRAITÉES AU DISPENSAIRE

Au point de vue des maladies, la clientèle du Dispensaire d'enfants est essentiellement une clientèle de chroniques, et peut se diviser en trois grandes classes, suivant l'âge des petits malades, chacune de ces classes correspondant, d'une façon générale, à un grand titre pathologique : le premier cause du second, et le second cause du troisième.

Voici cette classification :

De la naissance à un an..... *Athrepsie...*
De un à trois ans............ *Rachitisme.*
Au-dessus de trois ans,....... *Scrofule.*

Si nous suivions nos clients au-delà de 16 ans, dernier délai pour l'admission au dispensaire, nous trouverions souvent le quatrième terme de cette classification, la *Tuberculose*, résultat final des trois premiers.

ATHREPSIE

Première classe. De la naissance à un an

Les enfants qui forment cette classe, se subdivisent en trois catégories, suivant le genre d'élevage auquel ils sont soumis, élevage entièrement subordonné à la situation pécuniaire des parents.

Dans la première de ces catégories l'homme gagne assez pour que la femme puisse ne pas travailler et alors celle-ci nourrit son enfant, *allaitement maternel*. Ce serait parfait si ce mode de nourriture était pratiqué dans toute sa rigueur. Mais c'est malheureusement bien rare, non pas par manque de bonne volonté, mais simplement par ignorance et par la force des préjugés populaires. Dans les vastes caravansérails où habitent les familles d'ouvriers, une jeune mère a toujours pour voisines des femmes plus anciennes qu'elle dans la carrière maternelle, qui l'accablent de leurs conseils. Nous avons beaucoup de peine à lutter contre ces conseils-là, et nous arrivons difficilement à persuader à ces pauvres femmes que leur enfant ne sera pas plus fort, en mangeant de la soupe et en buvant du vin à l'âge de trois mois. Aussi bien heureux ceux qu'une légère indisposition amène au Dispensaire, et que nous pouvons prémunir contre les funestes conseils des voisines ; ils pourront éviter la dyspepsie des nouveau-nés, qui est la porte ouverte sur l'athrepsie et la suite.

A la seconde catégorie appartiennent les femmes qui travaillant toute la journée, mettent leur enfant à la crèche et lui donnent le sein la nuit, c'est l'*allaitement mixte,* inférieur déjà au précédent, car le changement de lait est déjà une mauvaise chose, les deux fussent-ils bons ; et ce n'est pas le cas. Le lait d'une femme qui a travaillé dix ou douze heures à des travaux, souvent fort pénibles, et qui pour se refaire passe la nuit à mal dormir pour donner le sein à son enfant, ne saurait être bon. Quant au lait qui remplit le biberon des crèches, si surveillé qu'il soit, je m'en méfie un peu. Je m'en méfierai bien davantage quand les laitiers, soutenus par quelques anciens ministres, auront obtenu la réalisation de leurs *desiderata* qu'ils ont récemment exposés en public. (Quand donc exposera-t-on les *desiderata* des nourrissons, qui sont bien plus intéressants ?) Quoi qu'il en soit, cette catégorie d'enfants est déjà dans une situation inférieure, et la dyspepsie règne sur elle en maîtresse.

Enfin, la troisième catégorie est celle des enfants envoyés en nourrice. Ici nous nageons en plein crime. C'est le crime légal, l'infanticide organisé. Il paraît qu'il existe un service de surveillance des nourrices et des nourrissons ; on n'a qu'à passer quelques matinées dans un dispensaire d'enfants, pour être convaincu que cette surveillance est sans doute bien organisée administrativement mais n'existe pas en réalité. Il ne se passe pas de semaines sans qu'une mère désespérée n'apporte au Dispensaire, un enfant qu'elle avait mis en nourrice, et que, sur un avis tardif du maire, elle est allée chercher. C'est un cadavre vivant, un vieillard de quatre-vingts ans en réduction; des yeux énormes dans une figure et sur un corps de squelette, la peau ridée et parcheminée, excoriée de partout et sentant mauvais, c'est l'*Athrepsie* dans tout ce qu'elle a d'horrible.

C'est donc surtout, chez les enfants de moins d'un an, contre la dyspepsie, précédent l'athrepsie, ou contre l'athrepsie confirmée, que nous avons à lutter. La première chose à faire est de combattre les préjugés, et de soumettre l'enfant à une nourriture rationnelle ; ce qui n'est pas toujours facile. D'abord il faut lutter contre des idées bien invétérées chez la mère, et souvent aussi contre le nourrisson lui-même qui a perdu l'habitude du lait et ne veut plus en entendre parler. Nos médicaments sont précieux dans ces cas-là, et si on s'adresse à *chamomilla, nux vomica, ipeca, carbo-veget, arsenic* et surtout *calc. carb.*, on aura de bons résultats. Il faut en outre faire la guerre à une pratique dont la responsabilité incombe aux sages-femmes, celle de donner aux enfants à tout bout de champ du sirop de chicorée. Le Dr Comby, directeur du dispensaire de la rue de Crimée, s'est élevé dernièrement, dans un article du *Progrès médical*, contre l'usage de ce sirop. On ne saurait trop le dire avec lui, et tous ceux qui font de la médecine infantile partagent cette manière de voir, c'est là une pratique détestable à laquelle, pour ma part, je fais une guerre incessante.

RACHITISME

De un à trois ans

A cette époque, les enfants qu'on nous amène, au point de vue chronique portent presque tous l'empreinte du rachitisme : jambes en cerceau, poitrine en carène. Ils marchent sur le bord externe du pied, quand ils marchent. La dentition est tardive, et les fontanelles ne sont pas ossifiées. Je dois dire qu'à tous j'ai fait subir un examen minutieux, accompagné d'un interrogatoire de la mère, et que presque jamais, je n'ai pu reconnaître, contrairement aux idées de Parrot, l'existence de la syphilis héréditaire. Dans ces cas le traitement est simple et réussit assez promptement : à l'intérieur, *calc. carb.* et *calc. phosph.;* à l'extérieur, frictions alcooliques, bains salés et massage quand il y a faiblesse des ligaments et des muscles.

Une affection chronique qui règne sur ces deux premières classes d'enfants et qui est on ne peut plus fréquente, c'est la gourme ou eczéma impétigineux. Outre la prédisposition constitutionnelle, elle reconnaît pour cause l'état de saleté voulu dans lequel des mères, propres par elles-mêmes, laissent leur enfant. Toujours les préjugés. Ce n'est guère que lorsque la gourme envahit la face, l'ouverture des narines et des yeux, et devient intolérable pour le petit malade, qu'on se décide à le faire soigner. Je me trouve très bien dans ce cas, de *l'arsenic* à la 3e trituration décimale administré pendant assez longtemps, suivi de *rhus vernix* et de *viola tricolor*.

SCROFULE

Au-dessus de trois ans

Les manifestations scrofuleuses sont innombrables ; celles que nous voyons le plus souvent sont les engorgements ganglionnaires et les tumeurs blanches. En général, on ne nous amène les premiers que lorsqu'ils sont à l'état d'abcès volumineux, qu'il faut ouvrir séance tenante ou qui sont même ouverts depuis un certain temps et spontanément, ce qui donne lieu aux cicatrices les plus affreuses. L'anatomie pathologique moderne tendant de plus en plus à considérer ces affections-là comme tributaires de la tuberculose, j'ai été poussé, par analogie, à essayer le traitement de Martiny (*arsenicum iodatum* et *calcarea phosphorata* alternés) et je m'en suis fort bien trouvé. Je dois dire que j'ai fait les mêmes essais pour les affections osseuses et articulaires, comme celles que Lannelongue vient de désigner sous le nom de coxo-tuberculose, et que les résultats sont très satisfaisants. Comme traitement externe, je m'applaudis beaucoup des badigeonnages de collodion iodoformé à 5 °/₀, ainsi que des injections d'éther iodoformé dans la cavité des abcès froids, après ponction avec l'appareil de Potain. Enfin, comme traitement de fond, l'huile de foie de morue et les bains de piscine salée avec eaux-mères du Croisic.

Pour les tumeurs blanches j'ajoute à tout cela l'immobilisation. A ce propos, il est bon de signaler le vice d'organisation des hôpitaux à l'égard des malades externes. Nous voyons sans cesse des enfants atteints de coxalgie ou de mal de Pott depuis plusieurs années et n'ayant jamais eu un appareil inamovible !

Aussi dans quel état nous arrivent-ils ! C'est que, comme me le disait dernièrement un professeur de clinique chirurgicale de la Faculté, la consultation des hopîtaux ne doit être qu'un triage pour l'admission à l'hôpital, et non une véritable consultation externe. Allez donc demander à un interne de faire tous les matins trois ou quatre appareils silicatés en dehors des salles : c'est impossible. Aussi nos dispensaires comblent-ils vraiment une lacune, surtout dans ces maladies qui durent des mois et des années, et qui nécessitent des appareils souvent renouvelés.

Dans ces affections qui nécessitent l'immobilisation, je fais l'appareil silicaté, comme on le fait à Berck, c'est-à-dire amovo-inamovible, pour permettre à l'enfant de prendre deux fois par semaine, son bain de piscine. Je ne fais exception à cette règle que pour les tumeurs blanches du genou, du coude et du pied, auxquelles j'applique l'appareil du Suchard, c'est-à-dire cent grammes d'onguent mercuriel double sur l'articulation, bandelettes de diachylon imbriquées et par dessus tout un appareil silicaté que je laisse six semaines. Avec cet appareil, je n'ai jamais eu d'accident d'intoxication, et les résultats sont souvent merveilleux.

Parmi les affections chroniques de cette période, non dépendantes de la scrofule, il en est une que l'on rencontre très fréquemment chez les enfants pauvres, alors qu'elle est relativement rare chez les enfans des classes riches : c'est l'ancienne paralysie essentielle ou paralysie infantile, caractérisée, comme l'ont montré Charcot et Laborde, par la sclérose des cordons antérieurs de la moelle. Cette maladie est essentiellement longue ; c'est par années qu'il faut compter pour son traitement. Aussi obtient-on difficilement des parents la persévérance et la ténacité nécessaires à sa guérison. Quelques-uns des enfants que j'ai eu à soigner au Dispensaire pour cette affection, ont été récompensés de leur assiduité par d'excellents résultats ; il est vrai qu'ils viennent tous les jours depuis un an ; et leur état actuel est suffisant pour qu'ils soient bien convaincus de la nécessité d'un traitement suivi. Quelques autres sont venus pendant trois ou quatre mois, puis ont cessé. Ils sont revenus depuis ayant rétrogradé de tout ce qu'ils avaient gagné, et au delà.

Le traitement consiste en électricité et massage. Tous les jours, ils subissent une application de courants continus dont l'intensité varie entre 5 et 10 milliampères; il est rare que les enfans en supportent davantage; à la suite, séance de massage d'environ 10 minutes. Je le répète, chez tous ceux qui ont suivi un traitement régulier depuis un an, l'atrophie musculaire a considérablement diminué, et les mouvements divers se font beaucoup plus facilement. A l'intérieur, différents médicaments et surtout *causticum* et *plumbum*.

Enfin, une affection chronique des plus fréquentes, surtout de 6 à 10 ans, et que la fréquentation dans les écoles augmente encore, est la chorée.

La gymnastique par mouvements rythmés est ici toute puissante. Comme dans le cas précédent, ceux qui font leur traitement avec régularité voient leur chorée diminuer rapidement, sous l'influence des pratiques gymnastiques et du traitement interne constitué par *ignatia, nux vomica, sulfur, actæa racemosa,* etc.

Enfin, il faut noter aussi l'épilepsie, assez fréquente chez les enfants des classes pauvres. *Kali brom.*, 1re trituration décimale, administrée pendant longtemps, m'a donné une amélioration assez notable, surtout en éloignant les attaques.

AFFECTIONS AIGUËS

Les affections aiguëes que nous voyons au Dispensaire sont nombreuses. En première ligne il faut mettre la bronchopneumonie, qui, malgré les conditions déplorables dans lesquelles nous sommes appelés à la soigner, nous donne de grands succès.

Les enfants qui en sont atteints sont généralement débilités par une des diathèses dont j'ai parlé ; on me les amène tous les jours, en hiver, souvent par une température de plusieurs degrés au-dessous de zéro, et cependant sur 56 cas que j'ai eus à traiter cette année, 4 seulement sont morts. J'emploie dans cette maladie les médicaments habituels, *aconit, ipéca, bryone,* mais surtout, et c'est là la base du traitement, deux médicaments indiqués par Teste (maladies des enfants), et donnés par lui presque comme des spécifiques, *pulsatille* et *spongia* alternés. En s'aidant de *chelidonium majus,* mais pendant très peu de temps, on arrive à d'excellents résultats.

Ce que nous voyons le plus fréquemment ensuite, ce sont les fièvres éruptives au début, rougeole et scarlatine, qu'on nous apporte en pleine éruption. C'est dans ce cas qu'il importe encore de faire la guerre aux idées fausses. Pour les gens du peuple, quand l'éruption a disparu, l'enfant est guéri, et on peut le faire sortir. Aussi voyons-nous au Dispensaire, ce que nous ne voyons presque jamais en ville, les suites des fièvres éruptives, c'est-à-dire les engorgements ganglionnaires, les suppurations et la tuberculose, pour la rougeole ; l'albuminurie installée, pour la scarlatine. Cette dernière maladie est surtout difficile à soigner, à cause des six semaines de repos à la chambre que j'exige. Ce n'est qu'en exagérant les dangers et en faisant une peur véritable aux mères qu'on arrive à obtenir d'elles les soins voulus. C'est dire que je ne l'ai pas toujours obtenu et que j'ai eu à soigner nombre d'enfants pour les suites de ces deux maladies. En ce qui concerne la première, on aura recours au traitement que j'ai indiqué pour les affections tuberculeuses en général. En ce qui touche à la seconde, le traitement doit s'adresser au régime lacté, et, comme médicaments principaux, à *aconit*, *apis mellif* et *arsenic*. Depuis que je fais la consultation du Dispensaire, je suis devenu féroce sur les précautions à prendre dans ces maladies ; et, je le répète, on ne saurait trop insister sur ces précautions, même en ville, où les mères fatiguées de ne pouvoir faire tenir tranquilles des enfants qui, en somme, ne sont plus malades ont une tendance à se relacher, et à enfreindre vos ordres.

Je vais dire quelques mots d'une affection aiguë qui quelquefois peut passer pour une affection chronique, c'est la coqueluche. Dans les classes pauvres, elle règne d'un bout de l'année à l'autre par la contagion perpétuelle qui existe dans les maisons d'ouvriers, dans les écoles, les asiles et les crèches. La coqueluche est le triomphe de l'homœopathie; et là, l'action de nos médicaments n'est pas niable et l'on ne peut attribuer, comme on le fait souvent à notre égard, la guérison à la nature, puisqu'abandonnée à elle-même, la maladie dure six mois et quelquefois huit ou dix, alors que soignée par nous, elle dépasse rarement un mois. Dans cette première année, j'ai eu à soigner 184 coqueluches. La moyenne du traitement à été de 29 jours. Il faut noter qu'à partir du huitième ou dixième jour, l'amélioration est déjà sensible soit par la diminution des quintes en nombre ou en intensité; et au Dispensaire le résultat est loin de valoir celui qu'on atteint en ville, à cause du défaut de précaution et des soins dans l'administration du médicament. Il faut aussi réagir contre une opinion très accréditée dans le monde, et qui a envahi les classes populaires : c'est celle de l'influence du *changement d'air*. Aussi fais-je l'étonnement de toutes les mères, quand la première chose que je leur prescris, est de ne pas sortir leur enfant. On a déjà beaucoup de mal à obtenir cela en ville, à plus forte raison chez les pauvres, où du reste c'est d'une exécution plus difficile. Il faut aussi lutter beaucoup pour les empêcher de faire vomir leur enfant tous les jours, et si vous ne leur affirmez pas que les glaires et les flumes s'écouleront *par en bas*, vous l'obtiendrez difficilement. Le traitement est simple, et il faut bien se mettre dans la tête qu'il doit être prolongé pour chaque médicament; dans beaucoup de cas un seul médicament suffit : *drosera*. Donnez le pendant au moins quinze jours. Ensuite *corallia rubra*. Les médicaments accessoires sont *cina, belladone, chelidoinum majus,* et quelquefois *veratrum*. Je ne donne jamais Drosera au-dessous de la 12e. Quant à Corallia, je donne presque toujours la 18e ou la 30e. Le traitement de la coqueluche est donc une des meilleures preuves à donner de la valeur de la thérapeutique, non seulement aux allopathes, mais aussi à ceux d'entre nous qui nient l'action des doses infinitésimales. Un certain nombre d'enfants vomissent lorsqu'ils sont pris d'une quinte au milieu ou à la fin du repas. Il est très nécessaire de leur redonner à manger, pour éviter que la faiblesse et l'anémie viennent compliquer la situation.

AFFECTIONS DIVERSES.

La limite d'âge pour l'admission au Dispensaire étant 16 ans, nous voyons un certain nombre de filles chez qui la menstruation s'établit difficilement; un traitement général et surtout l'hydrothérapie remédie le plus souvent à cet état. Nous donnons aussi les douches, en grand nombre, aux jeunes chloro-anémiques qui viennent nous consulter, la maladie étant presque toujours fort enracinée lorsqu'elles s'y décident. Outre l'hydrothérapie, le fer, le manganèse et l'arsenic trouvent ici leur emploi de la façon la plus heureuse. Comme préparation ferrugineuse, j'emploie de préférence le *protoxalate de fer*, 1re trituration décimale, de 25 à 50 centigrammes par jour ; le manganèse et l'arsenic également en triturations.

Chez les filles de 10 à 15 ans, les déviations de la taille sont fort nombreuses. Cela tient, je crois, à ce que, dans les classes pauvres, les filles de cet âge sont presque toujours occupées d'un frère ou d'une sœur en bas âge, qu'elles portent une partie de la journée. De là des déviations de la colonne vertébrale acquises et qu'il est souvent fort difficile de guérir. Un corset approprié et des exercices gymnastiques spéciaux joints aux bains salés amènent une certaine amélioration. Enfin, différents cas particuliers se sont presentés, notamment des abcès du sein chez des enfants nouveau-nés. J'en ai vu deux chez des garçons. J'ai eu occasion de faire des appareils inamovibles pour des fractures, surtout de l'extrémité inférieure du péroné, et du radius. Le massage après une immobilisation suffisante m'a donné de très bons résultats.

Voilà *grosso modo* le résumé de tout ce qui se voit dans les dispensaires. La clientèle est fort nombreuse, et, je le répète, il n'y aura jamais assez d'établissements de ce genre pour tous les enfants qui réclament des soins assidus que ne peut leur donner l'hopîtal. Heureusement à Paris la charité est contagieuse. Depuis l'année dernière il y a une nouvelle consultation pour les enfants au dispensaire général de Mme Péreire, à Levallois-Perret; ce n'est certainement pas la dernière, et, pour ma part, je saluerai avec bonheur tous ceux qui, comme moi, s'engageront dans la voie qu'à si heureusement ouverte Gibert, du Havre.

Dr James LOVE.

SERVICE OPHTALMOLOGIQUE

Le nombre des consultations données au Dispensaire Love, pour les affections oculaires, s'est élevé, durant la première année, au chiffre de 3000 environ, ce qui est relativement énorme, si l'on considère que ce service spécial ne comporte que deux consultations par semaine, et si, d'autre part, on a égard à la négligence en quelque sorte systématique des parents pour tout ce qui n'intéresse pas gravement la santé générale.

C'est contre cette incurie qu'il nous faut surtout lutter ; car il est excessivement rare que l'on nous amène les enfants dès le début d'une maladie. Le plus souvent on laisse passer de trois à huit jours avant de venir réclamer les soins de l'oculiste. Parfois même il en est qui après avoir vainement attendu durant des semaines et des mois une guérison spontanée, malheureusement impossible, se décident enfin à faire soigner leur enfant, alors que l'affection a produit des désordres tels qu'il devient souvent impossible d'y porter remède.

Est-il un moyen efficace d'atténuer tout au moins le nombre de ces regrettables abstentions? Je le crois. A une époque où l'instruction primaire se répand dans les masses, où les plus pauvres et les plus déshérités savent lire et écrire, je ne vois pas pourquoi l'on n'essaierait pas, en France, ce qui se fait déjà, avec succès, en d'autres pays, notamment en Angleterre où, par les soins d'une société philanthropique spéciale, ayant à sa tête le docteur Roth, on répand dans le peuple, officiellement ou non, des brochures absolument élémentaires et simples qui, se mettant à la portée de tous, avertissent en quelques mots les parents des dangers que font courir les diverses maladies, et leur donnent en même temps le moyen d'en pallier les funestes conséquences.

Jugeons-nous cette œuvre de vulgarisation populaire indigne de notre gravité professionnelle? avons-nous peur d'être accusés de réclame? ou craignons-nous tout simplement d'innover en sortant des sentiers battus de l'éternelle routine? Je ne sais; toujours est-il que, par suite de ce désintéressement inqualifiable, nous devons et très sérieusement faire notre *mea culpa* de la majeure partie des affections oculaires qui grossissent chaque jour, en France, le nombre des infirmes et des incapables.

Ce compte rendu annuel ne devant pas dépasser les proportions d'une simple revue d'ensemble, je n'entreprendrai pas de faire un tableau complet des diverses maladies soignées à la clinique. Je me bornerai à un aperçu général du service, me réservant toutefois d'insister sur quelques points que je désire mettre en lumière.

La première des affections oculaires auxquelles soient sujets les enfants est l'*ophtalmie purulente* dite des *nouveau-nés*.

Le nombre de celles qui nous ont été amenées durant cette année, n'a été que de 47, chiffre qui, accepté sans commentaires, ne donnerait qu'une idée fort inexacte des proportions numériques que peut atteindre cette redoutable affection parmi les classes pauvres. C'est, en effet, et presque exclusivement dans ces dernières qu'on la rencontre, et, à moins de circonstances tout à fait particulières, il est excessivement rare qu'on en observe dans la clientèle riche. Les soins méticuleux dont on entoure la mère et l'enfant suffisent presque toujours à prévenir cette affection dans sa forme commune (ophtalmie purulente grave ou benigne). Quant à la forme spéciale connue sous le nom d'ophtalmie purulente blennorrhagique, elle est, on le comprend, beaucoup plus rare encore.

Examinons ce qui se passe dans les classes pauvres. — Un enfant naît, et, par suite de circonstances spéciales, et contaminatoires de l'accouchement, reçoit à son passage, un atome de pus dans l'œil. Il reste les yeux fermés, et le plus souvent sans soins, pendant un temps plus ou moins long. Afin d'éviter le froid, on n'ouvre aucune fenêtre. L'air de la chambre est vicié, la nourriture insuffisante, le lait maternel défectueux. Bref, toutes ces causes prédisposantes aidant, il en résulte qu'après une incubation de trois à quatre jours, l'ophtalmie purulente apparaît et se confirme. — Un matin, la mère s'aperçoit que les paupières de son enfant sont enflammées, rougeâtres et, de plus, agglutinées par des croûtes jaunâtres. Essaie-t-elle de les entr'ouvrir, il en sort un flot de pus. Habituée à la misère et à ses inévitables conséquences, elle ne se préoccupe guère de cet état, ou si par hasard elle s'en inquiète, il se trouve toujours là quelque commère du voisinage pour la rassurer avec le sacramentel : « Bast ! c'est la gourme qui sort, inutile de s'en occuper ! »

Les plus timorées se contentent de prescrire, à tout hasard, quelques lotions adoucissantes, à l'eau de sureau, ou au lait, bien inspirées encore quand elles ne recommandent pas l'emploi de l'urine de l'accouchée !

Cependant, la suppuration persiste et s'aggrave. Au bout de huit à dix jours, n'apercevant aucune amélioration, la mère commence à n'être plus aussi tranquille. Elle se décide alors à conduire son enfant à l'oculiste; malheureusement, il est souvent trop tard. La maladie a évolué; le pus, érodant la cornée, y a produit des ulcérations, dont la conséquence peut être la perforation de cette membrane et l'issue du cristallin et du corps vitré. Dans des cas plus heureux, et lorsque la perforation n'est pas très étendue, ils survient un enclavement de l'iris avec déformation de la pupille. Enfin, dans tous les cas, il reste comme traces de la maladie, des cicatrices indélébiles qui entravent plus ou moins, et à jamais, l'exercice de la vision.

Que d'enfants, en effet, me sont amenés plus tard, porteurs de moignons informes ou de leucomes incurables, conséquences d'une ophtalmie purulente, qui, de l'aveu des mères, n'a pas été soignée, ou l'a été trop tard !

Il est d'autant plus triste de constater ces faits, que l'ophtalmie purulente des nouveau-nés est une maladie QUE L'ON DOIT TOUJOURS GUÉRIR.

Dans une pratique de dix années, tant à la clinique de mon ancien maître le Dr Abadie que dans mes dispensaires particuliers, et à l'hôpital, j'ai certainement traité plus d'un millier de cas, et je puis affirmer que j'ai guéri d'une façon complète, définitive toutes les ophtalmies purulentes des nouveau-nés qui m'ont été amenés avant que des ulcérations cornéennes n'eussent provoqué des lésions irrémédiables.

Notre étude n'ayant rien de didactique, je laisse de côté la prophylaxie de cette affection, me réservant de revenir, un jour ou l'autre, sur cette question pratique. C'est qu'en effet, il est aujourd'hui prouvé que l'ophtalmie purulente des nouveau-nés peut et doit toujours être évitée.

Dans une clinique obstétricale d'Allemagne (il est triste que ce soit toujours du Nord que nous vienne la lumière!), on est, par l'emploi systématique de lotions antiseptiques immédiates, arrivé à ce résultat absolument concluant que, sur trois mille accouchements successifs, il ne s'est pas produit un seul cas d'ophtalmie purulente des nouveau-nés.

Combien d'années s'écoulera-t-il, en France, avant que l'on songe à généraliser cette méthode si simple?

Pour ma part, j'ai conscience d'avoir en plusieurs circonstances prévenu l'apparition d'ophtamies purulentes, tout au moins fort probables, en répétant aux femmes enceintes que j'ai eu occasion de voir au Dispensaire, les conseils d'hygiène locale et générale que je prescris toujours en pareil cas : lavages maternels fréquents, injections antiseptiques dans les yeux du nouveau-né, aération, précautions dans le maniement des linges et des éponges, etc.

Une des précautions sur lesquelles j'insiste le plus et que je crois des plus importantes est celle qui a rapport à la pureté de l'air. Il y a bien longtemps déjà, en 1866, Giral, médecin de l'hôpital des enfants, ayant fait l'analyse de l'air de ses salles, constata que l'atmosphère renfermait des globules purulents et des parcelles d'épiderme particulier qui peuvent, transportées d'un endroit à un autre, se déposer, comme de fines poussières, sur la conjonctive, si tendre et souvent excoriée, des nouveau-nés.

J'ai eu la satisfaction de constater que mes conseils d'hygiène prophylactique n'avaient pas toujours été inutiles.

L'ophtalmie purulente des nouveau-nés est à peu près la seule affection oculaire à laquelle soient sujets les tout jeunes enfants. Vers le milieu de la première année, commence à se manifester la série des manifestations strumeuses de la première enfance, affections qui, selon la gravité des prédispositions générales plus encore que des causes occasionnelles, vont de la simple *phlyctène conjonctivale*, — bobo insignifiant qui guérit en deux ou trois jours avec quelques lotions d'*euphrasia*, et l'administration de *calcarea* à l'intérieur, — jusqu'à l'*ulcère cornéen avec hypopion*, en passant par les *kératites phlycténulaire, pustuleuse, vasculaire, interstitielle vasculaire* ou *franchement ulcéreuse*.

Ces affections multiples, qui augmentent de fréquence vers l'âge de 2 ans pour atteindre leur maximum de 4 à 6, sont excessivement répandues et constituent en quelque sorte le fond de notre clientèle du Dispensaire. Rien d'étonnant d'ailleurs, si l'on songe que la cause première de ces lésions est la scrofule, qui règne pour ainsi dire à l'état endémique parmi les populations pauvres de ces quartiers excentriques. Nos édiles qui s'occupent,— avec raison du reste — du centre de Paris, ne devraient pas oublier que c'est à la périphérie surtout qu'il faut porter le progrès, en donnant à chacun la part d'air, de lumière et de bien-être qui lui est nécessaire pour le libre et complet fonctionnement de ses organes. La misère sera lente à disparaître, je le sais; il faut, autant que possible, en diminuer les tristes conséquences. Au gouvernement « qui se doit à tous », c'est de prévenir des maux physiques que nous, particuliers, nous ne pouvons qu'amender et rendre moins terribles.

J'ai dit plus haut que de toutes les affections oculaires, les plus fréquentes étaient sans contredit les manifestations strumeuses de la première enfance. Sur trente-cinq malades qui se présentent en moyenne à chaque consultation, il est au moins quinze à dix-huit qui viennent réclamer nos soins pour des *kérato-conjonctivites de nature scrofuleuse.*

Mais il en est ici comme de l'ophtalmie purulente.

Pour deux ou trois qui nous arrivent aux premiers jours de l'affection, combien sont restés durant des semaines, voire même des mois sans traitement ?

Le *préjugé médical* est un des plus instinctifs. — Je l'ai rencontré et le rencontre à chaque pas dans la clientèle de ville. — Mais, pour se faire une idée des proportions véritablement fantastiques qu'il peut atteindre, c'est dans le peuple qu'il faut l'observer. — C'est là surtout qu'il faudrait rire (s'il ne fallait les déplorer !) des théories abracadabrantes qui se transmettent de porte à porte sur la gourme qui sort et qui rentre, sur le sang qui se tourne en eau, sur la bile qui se mêle aux nerfs, sur les dents qui attirent l'œil, sur le lait qui se corrompt, et mille autres calembredaines dont le seul énoncé suffit à ces primitifs pour légitimer l'expectation ou, — ce qui est pis encore, — l'adoption de traitements absolument fantastiques.

Lorsque les kérato-conjonctivites sont prises dès le début, nous réussissons généralement à les enrayer avec les médicaments suivants :

Calcarea carbonica, apium virus, hepar sulfuris, *belladona*, et *pulsatille*.

Un peu plus tard et pour donner une sorte de coup de fouet à la torpeur désespérante de ces affections strumeuses, nous employons concurremment des pommades à base de *præcipitatum flavum* utilisant, entre temps, les collyres à l'atropine ou à l'ésérine, qui sont et demeureront très probablement les meilleurs moyens mécaniques dont nous puissions disposer pour modifier rapidement la tension intra-oculaire, dilater la pupille, et empêcher les adhérences ou les hernies iriennes.

Je veux parler en terminant d'un autre médicament interne, de date relativement récente, et qui constitue l'un des plus précieux agents de traitement, dans les affections oculaires de l'enfance. Le *chlorhydrate de cocaïne* calme en quelques minutes les douleurs les plus violentes ; il insensibilise absolument la conjonctive et la cornée, facilitant ainsi l'examen des yeux des bébés, et permettant de pratiquer les pansements les plus douloureux sans que ceux-ci opposent la moindre résistance.

Je l'emploie d'une façon systématique et en ferais même un plus fréquent usage, si cette substance n'était pas encore relativement si chère.

J'ai dit en commençant que rarement les affections strumeuses étaient prises dès le début. En effet, sur un chiffre total de près de 800 cas, je trouve près de 550 kérato-conjonctivites de toute nature, ayant déterminé des *ulcérations graves*, des *perforations cornéennes*, avec *hernie et enclavement de l'iris*, ou, ce qui est le cas le plus commun, des *leucomes cicatriciels*, ou *taies*, entravant plus ou moins complètement la vision.

Dans tous ces cas, — et dans le dernier surtout, — nos ressources thérapeutiques, si puissantes qu'elles soient, se trouvent forcément réduites à peu de chose. Néanmoins, à force de soins et de patience, nous parvenons presque toujours à circonscrire le champ des altérations et à rendre aux pauvres petits malades le maximum de vision possible.

Durant ces derniers temps, j'ai, — lorsque les leucomes étaient superficiels, encore mous et récents, — obtenu d'éclatants succès avec la *pulsatille* administrée *intus* et *extra*.

Quant aux leucomes profonds, intéressant la presque totalité des lames cornéennes, on comprend que la médication proprement dite soit le plus souvent inefficace, et qu'il faille presque toujours recourir à l'iridectomie, ou au tatouage, selon que l'on se propose d'obtenir un résultat pratique, ou simplement esthétique.

Mais, je le répète, dans tous les cas quels qu'ils soient, l'hygiène sévère que nous ne cessons de prescrire aux malades, jointe au traitement général par *calcarea, iodium, kali hydriodicum, hepar sulfuris, aurum, metallum album*, etc., amènent dans l'organisme débilité, une cessation généralement très rapide, et durable, des manifestations strumeuses intéressant l'organe de la vision.

La *blépharite ciliaire*, quelle soit *érythémateuse, herpétique, eczémateuse* ou *pustuleuse*, est une affection excessivement fréquente dans les classes pauvres, où elle reconnaît le plus souvent pour cause la malpropreté, l'entassement dans des bouges humides, mal aérés, l'alimentation insuffisante, en un mot toutes les conditions qui favorisent le développement de la scrofule. Il n'est donc pas rare que nous l'ayons rencontrée fréquemment au Dispensaire Love. Nous en avons noté près de trois cents cas, soit isolés, soit associés à d'autres affections oculaires.

Le *strabisme interne*, généralement lié à *l'hyperméthropie*, est une altération musculaire qui, bien que se manifestant parfois de très bonne heure, doit être considérée comme une affection de la seconde enfance. Je n'ai certes pas la prétention de guérir ces déviations mécaniques par l'emploi des seuls médicaments homœopathiques. Les retractions tendineuses entrent dans le domaine de la chirurgie.

Mais lorsque la déviation n'est encore qu'intermittente et passagère, il m'est arrivé souvent, en prescrivant des verres correcteurs appropriés, et en soumettant les petits malades à des exercices orthopédiques journaliers, il m'est arrivé, dis-je, d'obtenir une diminution très marquée dans le strabisme. Dans deux ou trois cas même, il a, au bout de quelques mois, complètement disparu.

Quant aux *strabismes réflexes* des tout jeunes enfants, deviations liées à la présence de vers intestinaux, ou à l'évolution des dents, j'en ai presque toujours obtenu la cessation au moyen du *gelsesemium sempervirens* ou du *secale cornutum.*

Vers l'âge de 8, 9 ou 10 ans, rarement plus tôt, souvent beaucoup plus tard, on nous amène des enfants qui, mis à l'école ou en apprentissage, s'aperçoivent qu'ils n'y voient pas suffisamment pour le travail que l'on exige d'eux.

Si l'on met de côté les leucomes cornéens et autres altérations organiques dont nous avons parlé plus haut, et qui résultent d'ophtalmies purulentes ou de kérato-conjonctivites strumeuses imparfaitement guéries, nous trouvons que ces insuffisances visuelles, relativement encore assez fréquentes, tiennent soit à une *amblyopie congénitale* (17 cas), soit à un *coloboma de la choroïde* (2 cas), soit à des *cataractes centrales* (1 cas), soit enfin à des anomalies diverses de la *rétine,* du *nerf optique* de l'iris, ou de la *cornée* (8 cas).

Toutes ces altérations sont malheusement incurables, ou à peu près.

Parmi les insuffisances visuelles améliorables ou guérissables, nous avons relevé 29 cas d'*asthénopie accomodative* liée au développement de l'*hypermétropie* non composée, et près de 70 cas d'*amblyopie musculaire*, liée à la *myopie*.

Le nombre des myopes est en effet beaucoup plus considérable que celui des hypermétropes : nous en avons noté plus de cent cinquante cas, variant de 0,50 dioptrie à 4, 5 et 6 dioptries, chiffre énorme chez des enfants. — Chez deux ou trois,même, nous avons rencontrédes myopies plus considérables encore et atteignant 10 et 12 dioptries. Il est vrai que ces troubles d'accommodation se combinaient avec des *amblyopies congénitales* presque constantes.

Peu de *conjonctivites* granuleuses. Cette affection essentiellement épidémique tend à disparaître de certains quartiers. Quoi qu'il en soit, les rares cas qu'il m'a été donné desoigner (17 conj. gran.), ont cédé assez rapidement aux attouchements de la conjonctive avec le sous-acétate de plomb, et à l'administration de *thuya* à l'intérieur.

Je ferai la même remarque au sujet de la *kératite parenchymateuse*, maladie terrible pour les pauvres en ce sens qu'ayant une durée moyenne de plusieurs mois, elle entrave tout travail et devient une source de gêne, de douleurs et de privations de toute espèce. Généralement mal ou peu soignée, elle laisse presque toujours à sa suite des traces indélébiles. Résultant d'une viciation générale, strumeuse ou spécifique, elle devrait être très fréquente; je ne l'ai pourtant observée que onze fois, ce qui est peu, même si l'on fait la part de l'âge au-dessus duquel nous sommes forcés de refuser les malades.

Je m'arrête, laissant forcément de côté les affections secondaires ou rares de l'enfance, telles qu'*iritis*, *irido-choroïdites, sclérotites, paralysies hydrophtalmie,* etc. Nous ne parlerons pas non plus des *traumatismes.*

J'ai préféré insister sur les affections qui semblent donner la note générale de notre service hospitalier. Comme je l'ai dit en commençant, les résultats obtenus ont été *très satisfaisants.* Ajoutons que la tâche m'était rendue plus facile qu'à tout autre, grâce au fonctionnement véritablement sans reproche de ce Dispensaire modèle, pour lequel rien de ce qui est vraiment utile n'a été épargné.

Dr DANIEL PARENTEAU.

LAURE (Paul), professeur agrégé de la Faculté de Lyon. — *De l'antipyrine dans la thérapeutique infantile.* Prix........................ 0 fr. 75

LIEBERMEISTER. — *Leçons de pathologie interne et de thérapeutique* (MALADIES INFECTIEUSES), traduction par le docteur GUIRAUD, ancien interne des hôpitaux. 7 fig. Prix............... 10 fr.

MONCORVO. — *De l'éléphantiasis des Arabes chez les enfants.* Prix................. 1 fr. 50

OLLIVIER (A.). — *Contagiosité et contage des oreillons*, avec une planche........... 0 fr. 75

SAYRE. L. A., professeur de chirurgie orthopédique à l'hôpital Bellevue. — *Leçons cliniques de chirurgie orthopédique,* traduites de l'anglais d'après la 2e édition, par le docteur H. THORENS, ancien interne des hôpitaux. Préface par le docteur POLAILLON. 274 figures. Prix....... 10 fr.

SÉJOURNET, lauréat de l'Académie de médecine. — *Du rôle de la dentition dans la pathologie infantile*, avec 5 tableaux statistiques. Mémoire couronné par l'Académie de médecine. Prix. 2 fr.

SIMON (Jules). — *De la sclérose cérébrale chez les enfants.* In-8. Prix...................... 1 fr.

SNEGUIREFF, professeur à l'Université impériale de Moscou. — *Hémorragies utérines. — Étiologie. Diagnostic et Thérapeutique.* Edition française, rédigée par M. VARNIER, interne des hôpitaux, sous la direction de M. le docteur PINARD, professeur agrégé à la Faculté de médecine, accoucheur de l'hôpital Lariboisière. 44 figures sur bois, et tableaux graphiques en couleur. — Prix.................................. 8 fr.

SAINT-GERMAIN (de), chirurgien en chef de l'hôpital des Enfants-Malades. — *Traité de chirurgie infantile.* Leçons cliniques professées à l'hôpital des Enfants-Malades. 1 fort volume in-8, avec 100 gravures sur bois intercalées dans le texte. Prix.......................... 15 fr.

SAINT-GERMAIN (de) et VALUDE, chef de la clinique ophtalmologique de la Faculté. — *Traité pratique des maladies des yeux chez les enfants.* Préface par le professeur PANAS. 615 pages et 116 figures avec un formulaire thérapeutique. Prix, cartonné........................ 8 fr. 50

UFFELMANN. — *Hygiène de l'enfance.* Traduction par le docteur BOEHLER, secrétaire de la rédaction de la *Revue mensuelle des maladies de l'Enfance* (en préparation).

VALUDE. — *Note sur une forme d'ophtalmie des enfants scrofuleux simulant la conjonctivite purulente*.............................. 1 fr. 50

VOGEL, professeur de clinique à l'Université de Dorpat. — *Traité élémentaire des maladies de l'enfance.* Ouvrage traduit de l'allemand, sur la 4e édition, par les docteurs CULMANN et SENGEL (de Forbach). 1 vol. in-8, avec 6 planches contenant 44 figures. Prix.................. 12 fr.

LE MANS — TYPOGRAPHIE ED. MONNOYER

www.ingramcontent.com/pod-product-compliance
Ingram Content Group UK Ltd.
Pitfield, Milton Keynes, MK11 3LW, UK
UKHW012105240726
13965UKWH00004B/1553